AF240328

OBSERVATION

DE NOTENCÉPHALIE,

PAR M. MALHERBE, D.-M.

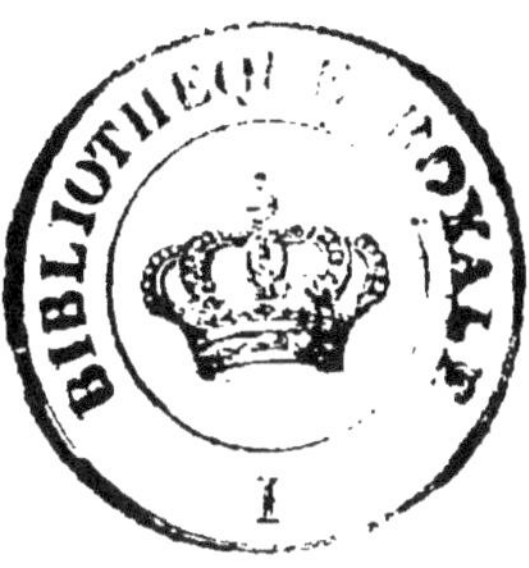

BIBLIOTHEQUE ROYALE

Dans un article publié par M. Nathalis Guillot, dans l'*Expérience*, au mois de novembre 1838, l'état de la science sur le genre de monstruosité, dont nous vous présentons un exemple, a été exposé avec un détail et une précision qui nous dispensent de revenir sur cette partie du sujet. L'auteur de l'article en question a insisté particulièrement sur la difficulté qu'apporte dans l'étude des vices de conformation de l'encéphale, la disette de faits analysés avec des détails suffisants. Le genre notencéphale n'est connu que par les observations publiées par M. Geoffroy Saint-Hilaire, et celle plus récente, qui fait le sujet du travail que nous venons de citer. Notre but, en vous communiquant l'observation suivante, est de contribuer, autant qu'il sera en nous, à combler la lacune que nous venons de signaler, et, en conséquence, nous nous sommes efforcé de rendre notre analyse aussi complète que possible, en nous bornant au rôle d'historien des faits qui se sont présentés à notre examen, et en nous abstenant de toute interprétation systématique.

L'enfant m'a été remis par Mme Boyer, sage-femme, à qui je dois les détails relatifs à la grossesse et à l'accouchement.

Une femme âgée de 20 ans, d'une petite stature, d'une bonne santé, mariée le 7 février 1839, a eu ses règles quinze jours après son mariage. Quinze jours plus tard, vive frayeur, en voyant son père engagé dans une violente querelle. Autre frayeur, dont je n'ai point su la cause, quinze jours après la première. Cependant, des signes de grossesse se manifestent, et les mouvements de l'enfant deviennent sensibles. Dans les derniers jours de juillet, elle fit une chute de dessus son lit; aucun symptôme inquiétant ne suivit, aucun soin ne fut administré.

Dans la journée du 13 août, douleurs dans les reins, qui continuent le 14 et le 15; ce dernier jour, à midi, la sage-femme appelée, conseille de prendre un lavement; aussitôt après son administration, mouvement violent de l'enfant : les douleurs continuent.

A six heures du soir, rupture des membranes, il s'écoule plus de huit litres d'eau. La sage-femme touche pour la première fois; l'orifice est très-bas, mais n'est nullement dilaté, une petite portion du cordon qui s'y trouve engagée, offre des pulsations très-sensibles. Ces pulsations persistent pendant une heure et demie; mais elles cessent au bout de ce temps, malgré les soins pris pour entretenir la chaleur du cordon: les mouvements de l'enfant cessent en même temps. Le travail se prononce alors davantage; et, vers neuf heures et demie du soir, on reçoit le fœtus mâle dont la description va suivre.

Le placenta présentait le volume qu'il offre ordinairement au terme de la gestation. Le cordon avait plus de deux pieds de longueur ; il en restait la moitié attachée à l'enfant.

Ce dernier resta plongé dans un bain d'alcool jusqu'au 21 août, jour où la dissection fut commencée, conjointement avec MM. Gély, Marcé et Bonamy.

Le fœtus, dans son ensemble, présente les caractères que l'on rencontre du cinquième au sixième mois de la gestation.

La tête présente les caractères extérieurs, assignés par M. Geoffroy Saint-Hilaire au genre notencéphale. Elle se divise en deux parties, dont l'antérieure présente la face assez bien conformée, les lèvres sont grosses, la langue volumineuse et sortie de la bouche, la partie crânienne est rétrécie dans tous les sens, et présente sur la ligne médiane comme une arête saillante. Le crâne se termine postérieurement par une tumeur large ovalaire transversalement, déprimée sur la ligne médiane, probablement diminuée de volume par l'écoulement d'un liquide, et qui repose sur le dos. Les fig. 1, 2, 4, planche 1.re, donnent une idée exacte de la forme et des rapports de cette tumeur.

Un fil de laiton, passé à l'endroit ou le crâne se joint à la tumeur, avait opéré dans ce point une grande déchirure ; ce fil retiré avait ensuite été passé à la partie moyenne des pariétaux : c'est dans cet état que le sujet me fut remis.

Pour terminer la description générale, nous dirons qu'il existe au dos, à la jonction de la colonne cervicale et de la colonne dorsale, une tumeur de la grosseur d'une aveline sortie de sa coque, pl. 1.re, fig. 3.

De plus, l'ombilic est le siége d'une éventration, dont on peut se faire l'idée sur la fig. 1.re, pl. 1.re.

Système nerveux. — La tumeur extra crânienne, fut d'abord examinée : elle était recouverte par un prolongement des téguments cutanés du crâne, qui s'amincissaient en s'éloignant de ce dernier ; puis, par les enveloppes membraneuses de l'encéphale, qui se continuent dans l'intérieur du crâne, à travers l'ouverture anormale. Ces dernières sont divisées en deux poches, par une espèce de cloison qui s'insère en avant à l'apophyze crista galli, et qui représente la faulx du cerveau. Contiguës en avant, ces deux poches sont séparées en arrière par un espace de $0^m\,02$ environ, où la fau'x semble divisée, et qui est occupé par une saillie que nous reconnaissons pour l'extrémité postérieure du corps calleux.

Sur chacune des poches, nous parvenons, dans différents points, à séparer les membranes en deux feuillets, qui n'adhèrent nullement l'un à l'autre, et qu'il eût été possible d'isoler partout, sans les désordres produits par le fil de laiton. Le feuillet superficiel représente la dure-mère et l'arachnoïde pariétale, et le profond l'arachnoïde viscérale. Au-dessous de ce dernier feuillet, existe une substance médullaire qui réprésente les hémisphères cérébraux : larges en arrière, ils se rétrécissent au niveau de l'ouverture anormale du crâne, dans la cavité rétrécie, duquel est contenue leur partie antérieure, terminée en pointe. Cette partie intrâ crânienne remplit toute la cavité, et offre en bas une espèce de saillie qui occupe les fosses postérieures de la base et s'appuie sur le trou occipital.

La substance du cerveau était trop altérée pour qu'on y pût distinguer la substance grise de la substance blanche. Néanmoins, après avoir enlevé la partie supérieure des hémisphères et le corps calleux, nous trouvons de chaque côté une masse oblongue qui semble divisée en deux parties, par un léger sillon, et qui est recouverte par le prolongement de la pie-mère, appelé plexus choroïde. Cette masse n'est autre chose que la couche optique et le corps strié, et elle reçoit, en arrière et en dedans, un ruban aplati, fibreux, qui représente le pédoncule cérébral.

Ces détails ne pouvant être représentés par le dessin, nous avons indiqué sur la fig. 1.re, pl. 2, la place qu'occupaient les couches optiques et les corps striés,

par les lettres B, B, et les points d'où sortaient les pédoncules cérébraux, par les lettres AA. Dans la fig. 4 de
la même planche, qui représente la coupe verticale de
l'encéphale, les mêmes lettres indiquent les mêmes
points.

Au-dessous de l'extrémité postérieure du corps calleux, se trouvent quatre saillies séparées par un sillon
crucial, dans lesquelles il est impossible de ne pas re-
connaître les tubercules quadrijumeaux. Puis, plus en
arrière, la face supérieure du cervelet, séparée des
masses cérébrales par une membrane mince qui offre
la disposition de la tente du cervelet; mais l'apparence
arachnoïdienne plutôt que fibreuse.

Le cervelet présente comme un trou allongé sur la
ligne médiane, et semble séparé en deux couches super-
posées. La perforation n'intéresse que la couche supérieure; l'autre offre en arrière une dépression, qui
semble indiquer la séparation des deux hémisphères
cérébelleux.

La moelle épinière, suivie de bas en haut, se présente
dans l'état normal jusqu'à la naissance des racines postérieures de la septième paire cervicale du côté gauche.
Là elle donne naissance à un cordon de la grosseur d'une
plume de corbeau, qui sort par une ouverture anormale,
entre la septième vertèbre cervicale et la première dorsale, et se termine par un renflement de substance nerveuse qui, recouvert par une enveloppe cutanée, forme
la tumeur dorsale dont nous avons parlé plus haut : le
pédicule se continue avec les fibres longitudinales de la
moelle, et avec les racines postérieures de la septième
paire cervicale du côté gauche.

Au-dessus de ce point, la moelle ne s'éloigne en
rien de l'état normal, jusqu'à son entrée dans le crâne, où
elle semble se terminer en cône; puis, se repliant en
arrière, sur le bord inférieur de l'ouverture anormale
de l'occipital, elle va se continuer avec une masse nerveuse, aplatie en membrane, plexiforme, présentant
plus d'épaisseur en arrière qu'en avant et qui se con-

tinue avec le cervelet. Du reste, point d'apparence de pyramides **antérieures** et postérieures, de corps olivaires et de pont de varole.

Origine et trajet des nerfs cérébraux.

1.re *paire.* — Ils parcourent un trajet bien plus long que de coutume : ils passent en dedans des apophyses clinoïdes antérieures, sur les côtés de la selle turcique, contournent la base des apophyses clinoïdes postérieures, et descendent dans la gouttière basilaire, où ils se terminent au renflement des hémisphères cérébraux dont nous avons parlé.

2.e *paire.* — Le kiasma des nerfs optiques repose sur la selle turcique; en arrière, ils contournent les apophyses clinoïdes postérieures, au-dessous des nerfs olfactifs, suivent la partie inférieure des hémisphères cérébraux, sortent par l'ouverture anormale du crâne, et viennent se terminer près des tubercules quadrijumeaux.

3.e *paire.* — Ils suivent les optiques, et après être sortis du crâne par l'ouverture anormale, ils se terminent assez loin d'elle, aux masses cérébrales.

La 4.e et la 6.e *paire* suivent une marche analogue.

La 5.e *paire* descend dans les fosses postérieures de la base du crâne, sort par l'ouverture anormale, et vient bientôt reposer sur le plan plexiforme qui unit la moelle et le cervelet; elle communique avec ce plexus par plusieurs filets, et se termine ensuite tout près du cervelet.

La 7.e *paire* prise à son entrée dans le trou auditif interne, suit la même marche que la précédente, et se termine dans le même plexus. Ses deux parties sont distinctes, mais à droite seulement elle présente vers le milieu de son trajet une masse nerveuse, espèce de ganglion qui communique avec les deux portions par plusieurs filets. Ce ganglion est représenté en d, pl. 2, fig. 3.

On voit, en conséquence, que les nerfs dont nous venons d'indiquer l'origine, forment deux plans distincts. Le supérieur comprend la 1.re, la 2.e, la 3.e, la 4.e et la 6.e paire, dont les quatre dernières seules sortent par l'ouverture postérieure anormale. L'inférieur ne comprend que la 5.e et la 7.e paire, qui toutes deux se perdent dans le tissu plexiforme qui communique avec le cervelet.

L'origine de la 8.e et de la 9.e paire ne diffère en rien de l'état normal; seulement elle remonte un peu vers l'ouverture anormale du crâne, au lieu de descendre vers la cavité rachidienne. Le trajet de ces deux paires est beaucoup moins long que celui des précédentes.

De chaque côté l'hypoglosse envoie à la 8.e paire un filet de communication qui s'engage avec elle dans le trou déchiré postérieur.

La portion périphérique de tous ces nerfs, de même que les nerfs rachidiens ne diffère en rien de l'état normal.

Systéme vasculaire. — L'artère carotide pénètre dans le crâne comme à l'ordinaire, et se comporte comme dans l'état normal.

L'artère basilaire, au lieu de s'appliquer sur la gouttière du même nom, se déjette en arrière, entraînant avec elle les deux vertébrales, et va sortir par l'ouverture postérieure du crâne appliquée sur le prolongement de la moelle vertébrale.

L'état de détérioration de quelques parties de l'encéphale, ne nous ayant pas permis d'injecter le système vasculaire, nous n'avons pu faire sur lui d'autres observations, ce que nous fait vivement regretter le curieux résultat obtenu par M. Nathalis Guillot, qui a constaté qu'il n'existait aucune anastomose entre les vaisseaux antérieurs et postérieurs du cerveau, dans le cas qu'il a observé. Nous nous bornerons ici à faire remarquer que l'artère basilaire avait la même disposition et les mêmes rapports dans le fait cité et dans le nôtre.

Système osseux. — Le crâne présente tous les os qui entrent dans sa composition à l'état normal; seulement, comparés à ceux d'un fœtus de même âge et bien conformé: on voit qu'ils ont moins d'étendue, qu'ils sont altérés dans leur forme, et que leur densité est notablement augmentée.

La cavité du crâne n'offre guère que le sixième de la capacité normale. Les fosses antérieures et moyennes de la base, sont beaucoup plus rétrécies que les fosses postérieures.

Nous ne nous arrêterons pas sur l'aplatissement de la voûte, le déjettement des orbites en arrière; mais nous examinerons avec soin l'ouverture anormale. (V. pl. 1, fig. 6, 7, 8.)

Formée aux dépens de la partie de l'os occipital, désignée par Beclard sous le nom d'os proral, cette ouverture a 0^{m}018 dans son diamètre vertical, et un peu plus de 0^{m}012 transversalement, et semble résulter du défaut de réunion des quatre points d'ossification admis par cet auteur pour l'écaille de l'occipital. Elle est bordée par une espèce de bourrelet, comme si la substance osseuse s'était repliée sur elle-même. Enfin, cette pièce forme un cercle complet, ce qui distingue le cas actuel de ceux de MM. Geoffroy Saint-Hilaire et Nathalis Guillot, dans lesquels l'os proral ne forme qu'un arc de cercle plus ou moins étendu; le reste de la circonférence étant constitué par l'arc postérieur de l'atlas.

Les autres os qui concourent à la formation du crâne, ne présentent rien de bien remarquable; nous noterons seulement la disposition de l'os ingrassial qui se porte directement d'arrière en avant, au lieu de se diriger de dedans en dehors; quant aux changements de forme ou de dimensions présentées par les différentes pièces de la boîte osseuse, on peut s'en faire l'idée sur les figures que nous joignons à notre travail pour éviter de longues et fastidieuses descriptions. Nous renvoyons d'ailleurs au livre de M. Geoffroy Saint-Hilaire les personnes qui désireraient de plus amples détails sur ce point.

Colonne vertébrale. — Les apophyses épineuses des vertèbres cervicales sont formées de deux tubercules réunis sur la ligne médiane par une membrane ; l'écartement est partout de 0ᵐ002 environ. L'arc postérieur de l'atlas ne présente point de division analogue. Entre l'apophyse épineuse de la septième cervicale et celle de la première dorsale existe une ouverture anormale par laquelle sort le pédicule de la masse nerveuse décrite ci-dessus. (Pl. 2, fig. 6.)

Le reste du système osseux est régulièrement conformé.

Rien d'anormal n'a été rencontré dans le reste de l'appareil locomoteur, ni dans les viscères.

Après cette description, que nous avons essayé de rendre aussi complète que possible, nous ferons remarquer les rapports qui lient cette observation, avec les autres faits de notencéphalie que possède la science ; mais nous insisterons, plus spécialement, sur les différences notables qui l'en distinguent dans plusieurs points.

Nous ne reviendrons pas sur les caractères généraux qui nous ont servi à déterminer le genre de monstruosité que nous avions à analyser ; mais nous indiquerons plusieurs points de ressemblance entre le sujet observé par M. Nathalis Guillot, et celui dont nous venons de donner la description.

C'est d'abord, dans les deux cas, l'origine de cinq paires de nerfs au cerveau : la 1.ʳᵉ, la 2.ᵉ, la 3.ᵉ, la 4.ᵉ et la 6ᵉ. — Tandis que la cinquième et la septième naissaient tout près du cervelet.

C'est aussi le déplacement de l'artère basilaire qui suit, dans leur changement de rapports et de direction, les parties de l'encéphale qu'elle accompagne dans l'état normal.

Notre notencéphale diffère des autres monstres du même genre, par le mode de déformation de l'os proral, que nous n'avons trouvé décrit nulle part ; son développement semble ici plus avancé que dans aucun des cas connus ; et cette disposition spéciale pourrait servir à établir une espèce distincte.

Enfin, nous remarquerons le spina bifida de la colonne cervicale et l'ouverture par laquelle il se terminait inférieurement, qui laissait sortir du canal vertébral une masse nerveuse, jointe à la moelle épinière, par un pédicule de même nature.

Nous bornerons ici nos réflexions, en souhaitant que la science s'enrichisse de faits assez nombreux et assez bien observés, pour servir de base à une théorie de la formation des monstres.

Explications des Planches.

Planche 1.re Fig. 1.re Vue du notencéphale entier.
— Fig. 2. La tête et la tumeur vues du côté opposé.
— Fig. 3. Tumeur dorsale.
— Fig. 4. Vue du sommet de la tête et de la face supérieure de la tumeur.
— Fig. 5. Squelette de la tête vu de profil.
— Fig. 6. La tête et la partie supérieure du rachis, vues par derrière, pour représenter les ouvertures anormales du crâne et de la colonne vertébrale.
— Fig. 7. Ecaille de l'occipital (os proral de Beclard) du notencéphale.
— Fig. 8. Le même os chez un enfant de même âge et bien conformé.

Planche 2.e Fig. 1.re Coupe transversale du crâne, pour montrer les rapports des nerfs cérébraux avec la base de cette cavité. Ces nerfs forment deux plans superposés. — Les cordons qui forment le plan supérieur ont été divisés, peu de temps avant leur passage par l'ouverture anormale du crâne.

Les cordons du second plan reposent sur un tissu plexiforme, avec lequel ils semblent se continuer. Un simple trait indique la position et la coupe transversale

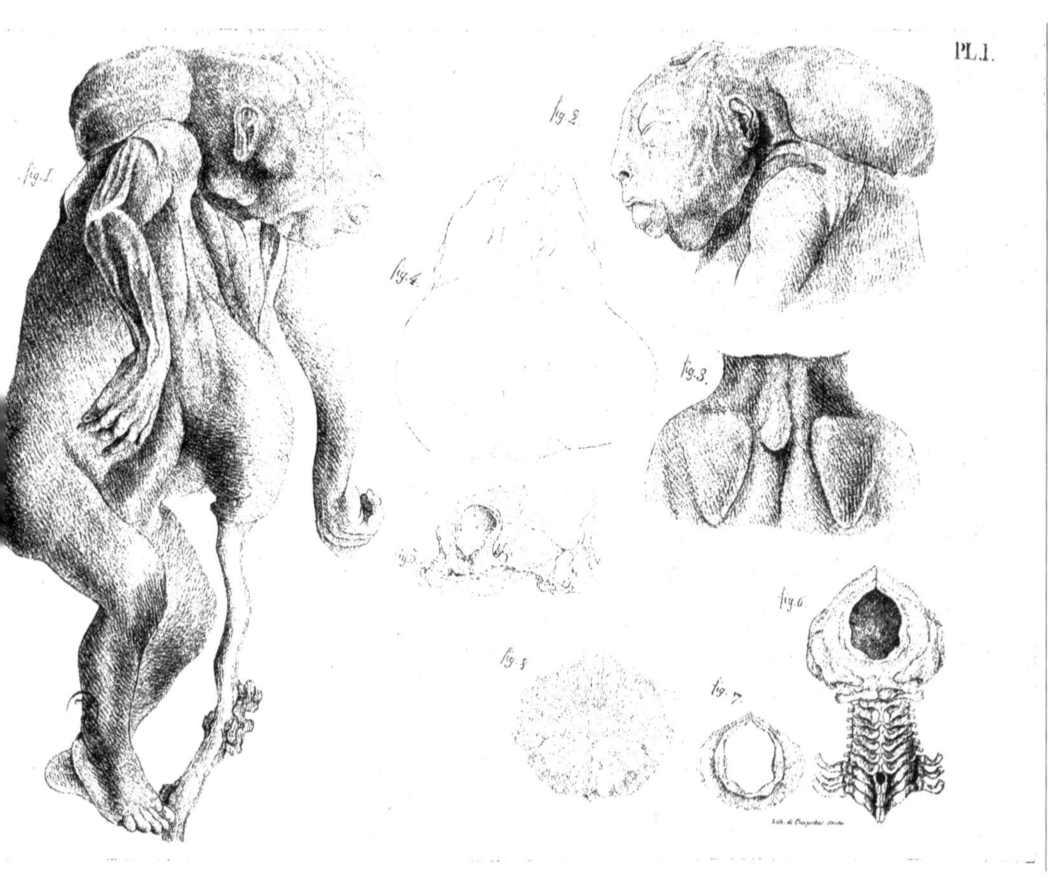

PL.1.
fig.1.
fig.2.
fig.3.
fig.4.
fig.5.
fig.6.
fig.7.

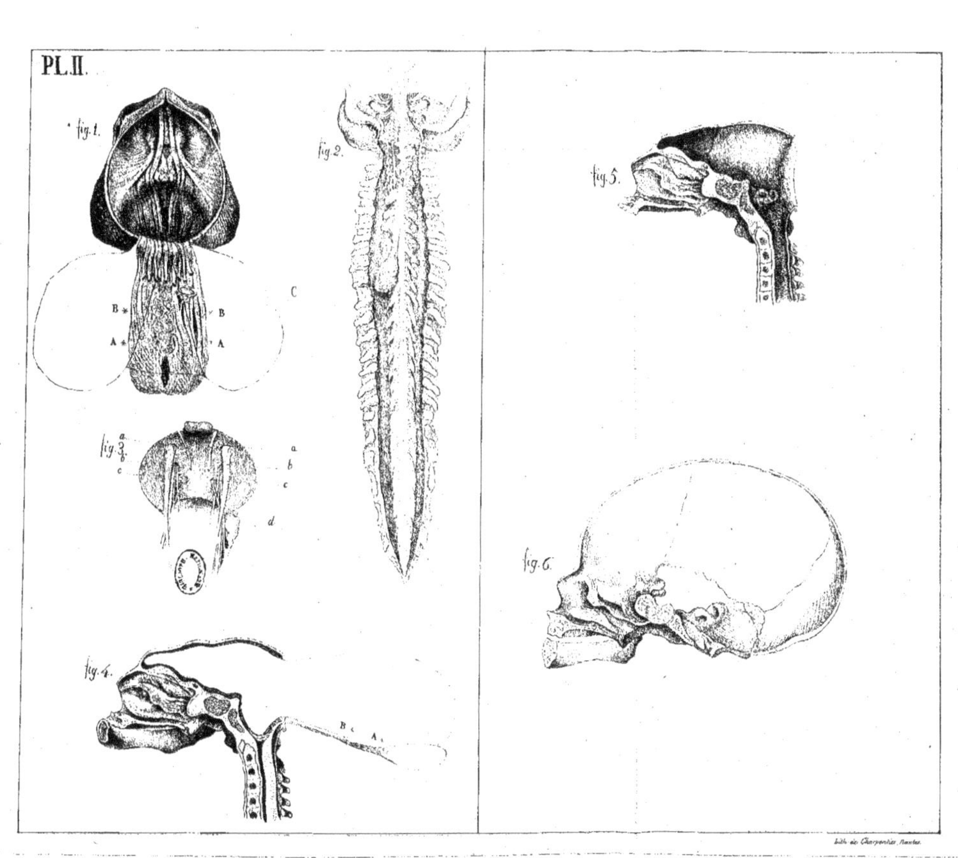
PL.II.
fig.1.
fig.2.
fig.3.
fig.4.
fig.5.
fig.6.
C
B
A
a
b
c
d
B
A
Lith. de Charpentier Nantes.

des hémisphères cérébraux, entre lesquels, tout-à-fait en arrière, on aperçoit le cervelet percé au milieu.

A,A, Pédoncules cérébraux. — B.B, Couches optiques et corps striés. — C. Nerf trijumeau.

Fig. 3. Fosses postérieures de la base du crâne. — a,a, septième paire présentant sur son trajet, du côté droit seulement, un ganglion volumineux, et figuré en d b,b. Huitième paire, c.c. neuvième paire, qui envoie, de chaque côté, un filet de communication à la huitième paire.

Fig. 2. L'occipital a été divisé sur la ligne médiane, de même que les apophyses épineuses des vertèbres, pour laisser voir la moelle, les origines des nerfs et la tumeur, qui se détache de la moelle à la réunion de sa portion cervicale et de sa portion dorsale.

Fig. 4. Coupe verticale de la tête de la colonne cervicale et de l'encéphale. — A. Pédoncule cérébral. — B. Couche optique et corps strié. Voir les mêmes lettres, fig. 1re.

Fig. 5. Coupe verticale du squelette de la tête et de la colonne cervicale du notencéphale.

Fig. 6. Coupe verticale de la tête d'un fœtus de même âge et bien conformé.

NANTES, IMPRIMERIE DE CAMILLE MELLINET. — 30,989.

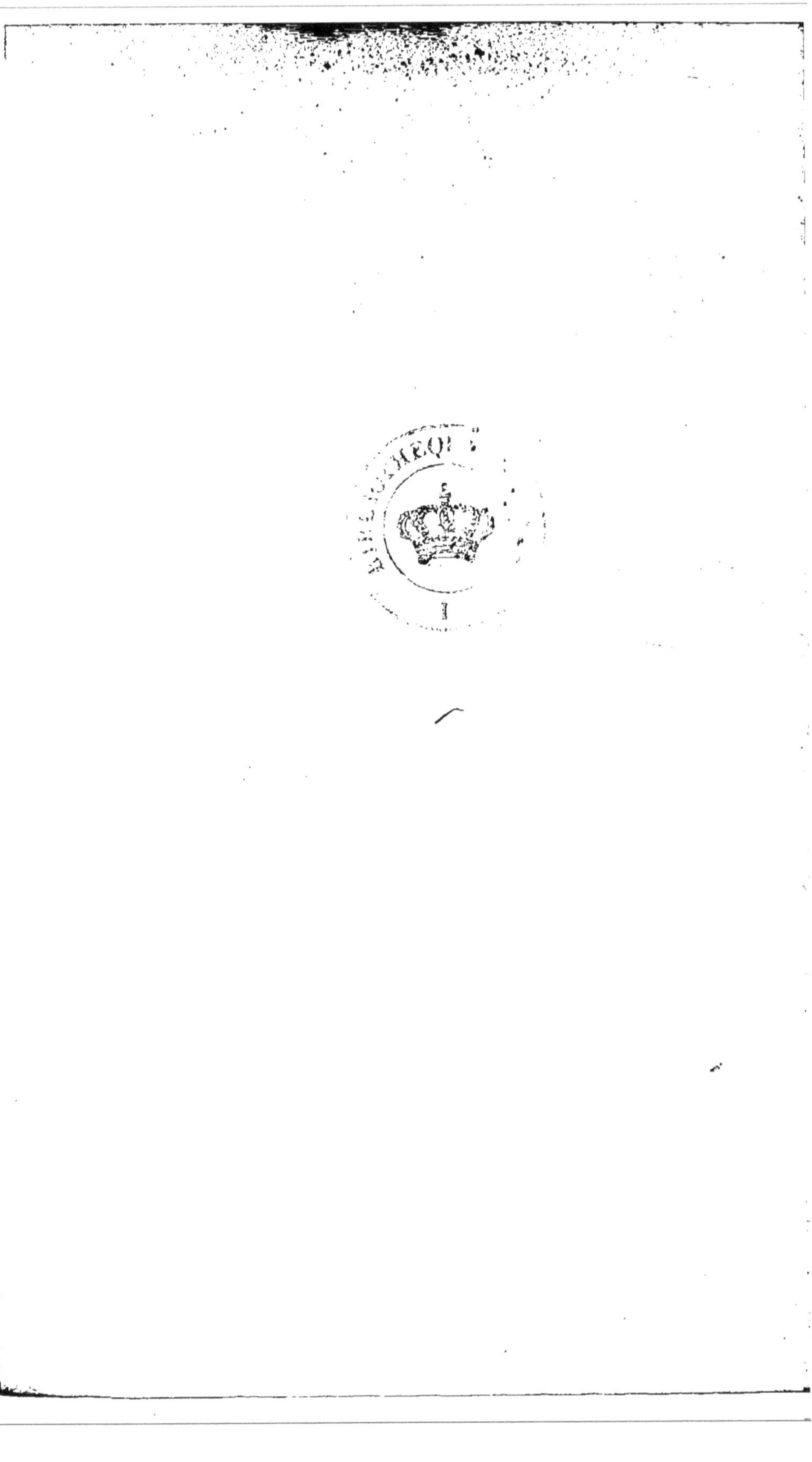

www.ingramcontent.com/pod-product-compliance
Lightning Source LLC
LaVergne TN
LVHW021509060726
842527LV00006B/2552